Siamo rari, non invisibili

A cura di
Gianluca Iandolo e Sabrina Longi

Patrocinato da:

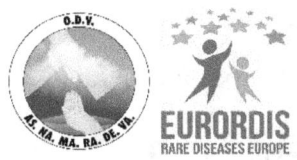

Storie e testimonianze
di persone con malattie rare

INDICE

PREFAZIONE

INTRODUZIONE

L'IMPORTANZA DELLA PERSONA

GLOSSARIO DELLE PAROLE IMPORTANTI

LE NOSTRE STORIE
Storia di Nicola
Storia di Ginevra
Storia di Vanni
Storia di Daniela
Storia di Massimo papà di Mario
Storia di Paola
Storia di Francesco
Storia di Armanda
Storia di Maria Pia
Storia di Gianluca

STORIA DI UN CUORE SOLIDALE: DEDICATA A SARA RUBATTO

MEDICI SENZA BARRIERE...MENTALI

Dott. Ezio Maria Nicodemi
Dott. Biagio Didona

SALUTI DELLA MADRINA GIADA BORGATO

BIOGRAFIE AUTORI

RINGRAZIAMENTI

INTRODUZIONE

L'Associazione Nazionale Malattie Rare Dermatologiche Vascolari ODV è stata fondata su idea del dott. Ezio Maria Nicodemi durante il periodo della pandemia da Covid-19 quando, parlando con il presidente Nicola Antonelli, pose a quest'ultimo la domanda: "Ma avete consapevolezza di essere soli e dimenticati? Perché non unite le vostre forze (persone con malattie rare) e vi associate per far valere i vostri legittimi diritti?". Secondo quanto stabilito nella Costituzione italiana, la salute è sancita quale diritto universale e tutti i cittadini sono legittimati a veder tutelata la propria salute dallo Stato. Un altro punto focale dell'Associazione, nasce proprio dal fatto che alcune persone affette da patologie rare vengano considerate sconosciute ed invisibili in quanto non tutte le malattie rare sono inserite né nel relativo registro regionale, né nei registri dell'INPS. Proprio la Commissione INPS sarà colei che deciderà se attribuire il contributo di invalidità ai soggetti interessati, ed è quindi fondamentale per tutte le persone con malattie rare poter essere riconosciute e tutelate. Questa è la nostra mission, che ci proponiamo di raggiungere attraverso iniziative culturali e di sensibilizzazione. Per raggiungere questo obiettivo, però, abbiamo bisogno del contributo di tutti, anche di chi non vive a vario titolo e da vicino la malattia rara, affinché tali patologie vengano finalmente riconosciute e affinché tutte le persone che vivono questa situazione, si sentano meno sole. Tra gli obiettivi e le finalità dell'Associazione c'è l'intenzione di operare nel/i settore/i delle malattie rare dermatologiche e vascolari, svolgendo le seguenti attività primarie:

1. promuovere iniziative atte a migliorare le condizioni di vita dei portatori di malattie rare dermatologiche e vascolari;
2. avere contatti con le strutture sanitarie per promuovere ricerche appropriate dei singoli casi al fine di comprendere la patogenesi di

queste patologie e individuare nuove terapie;
3. salvaguardare la salute dei portatori di malattie rare;
4. promuovere ricerche appropriate alla specifica tipologia della malattia;
5. aiutare i portatori a superare le difficoltà burocratiche.

L'Associazione ha avuto un primo riconoscimento con la collocazione sul portale internazionale dell'Istituto Superiore della Sanità Malattie Rare. Proprio questa collocazione ha permesso di comprendere la mancanza di conoscenza di alcune patologie rare, cosa questa che impedisce un il loro mancato inserimento nel relativo elenco con le conseguenti difficoltà di accesso alle necessarie agevolazioni fiscali e ai piani di cura più adeguati. La contaminazione, la condivisione e il fare rete sono, inoltre, le caratteristiche principali dell'associazione, arricchita dal lavoro dei volontari operanti nelle varie sedi.

Le malattie rare, in realtà, non sono poi così rare, visto che si presenta un caso ogni 2000 abitanti e che, in Europa si stimano circa 30 milioni di persone affette da tale tipologia di malattie e nel mondo circa 300 milioni. L'Associazione Nazionale Malattie Rare Dermatologiche Vascolari ODV sta cercando di contribuire alla sensibilizzazione e al miglioramento della qualità della vita delle persone affette da alcuni tipi di malattie rare, unendo tutte le malattie dermatologiche e vascolari (su 6000 patologie di cui si conosce nome e cognome, circa 3000 sono di origine dermatologica. Rimangono circa 2000 sindromi **S.W.A.N.** - *Syndrome Without A Name*/**Sindromi senza nome**). Ad oggi, ci troviamo ad un livello avanzato nella formulazione di una diagnosi e, come terapia, sono stati riscontrati notevoli miglioramenti grazie all'utilizzo di particolari tipi di farmaci e, da un punto di vista chirurgico, sono state introdotte notevoli novità sull'argomento. Il dottor Ezio Maria Nicodemi, nello specifico, in quanto chirurgo plastico, ha apportato l'introduzione dello *Stromal Vascular Factor*, un elemento che si viene a determinare grazie all'utilizzo di una chirurgia plastica nuova, innovativa, rigenerativa. È in corso l'organizzazione con la sede legale dell'Associazione, situata all'interno dell'Istituto Dermopatico dell'Immacolata (I.D.I.) di Roma. L'Associazione, lo scorso 24 marzo 2022, è entrata ufficialmente a far parte di EURORDIS, l'organizzazione europea per le malattie rare non governativa guidata dai pazienti di organizzazioni di pazienti e individui attivi nel campo delle malattie rare, che promuove la ricerca sulle malattie rare e lo sviluppo commerciale di farmaci orfani e che rappresenta 30 milioni di persone affette da 4000 diverse malattie rare, promuovendo politiche che rispondono ai bisogni dei malati e delle loro famiglie all'interno della Comunità Europea e di altre istituzioni europee: "*L'ingresso in Eurordis* – ha detto il presidente Nicola Antonelli – *rappresenta un altro passo importante e significativo a livello europeo per ottenere i nostri diritti come pazienti, ma soprattutto persone affette da malattie rare.*

Nicola Antonelli

L'IMPORTANZA DELLA PERSONA

Articolo 2 - Costituzione

La Repubblica riconosce e garantisce i diritti inviolabili dell'uomo, sia come singolo, sia nelle formazioni sociali ove si svolge la sua personalità, e richiede l'adempimento dei doveri inderogabili di solidarietà politica, economica e sociale.

Articolo 3 - Costituzione

Tutti i cittadini hanno pari dignità sociale [*cfr. XIV*] e sono eguali davanti alla legge, senza distinzione di sesso [*cfr. artt.29 c. 2,37 c. 1,48 c. 1,51 c. 1*], di razza, di lingua [*cfr. art.6*], di religione [*cfr. artt.8,19*], di opinioni politiche [*cfr. art.22*], di condizioni personali e sociali. È compito della Repubblica rimuovere gli ostacoli di ordine economico e sociale, che, limitando di fatto la libertà e l'eguaglianza dei cittadini, impediscono il pieno sviluppo della persona umana e l'effettiva partecipazione di tutti i lavoratori all'organizzazione politica, economica e sociale del Paese.

Articolo 2 – Convenzione ONU
Definizioni Ai fini della presente Convenzione: per "comunicazione" si intendono le lingue, la visualizzazione di testi, il Braille, la comunicazione

tattile, la stampa a grandi caratteri, i supporti mul8 multimediali accessibili nonché i sistemi, gli strumenti ed i formati di comunicazione migliorativa ed alternativa scritta, sonora, semplificata, con ausilio di lettori umani, comprese le tecnologie dell'informazione e della comunicazione accessibili; per "linguaggio" si intendono le lingue parlate e la lingua dei segni, come pure altre forme di espressione non verbale; per "discriminazione fondata sulla disabilità" si intende qualsivoglia distinzione, esclusione o restrizione sulla base della disabilità che abbia lo scopo o l'effetto di pregiudicare o annullare il riconoscimento, il godimento e l'esercizio, su base di uguaglianza con gli altri, di tutti i diritti umani e delle libertà fondamentali in campo politico, economico, sociale, culturale, civile o in qualsiasi altro campo. Essa include ogni forma di discriminazione, compreso il rifiuto di un accomodamento ragionevole; per "accomodamento ragionevole" si intendono le modifiche e gli adattamenti necessari ed appropriati che non impongano un onere sproporzionato o eccessivo adottati, ove ve ne sia necessità in casi particolari, per garantire alle persone con disabilità il godimento e l'esercizio, su base di uguaglianza con gli altri, di tutti i diritti umani e delle libertà fondamentali; per "progettazione universale" si intende la progettazione di prodotti, strutture, programmi e servizi utilizzabili da tutte le persone, nella misura più estesa possibile, senza il bisogno di adattamenti o di progettazioni specializzate. La "progettazione universale" non esclude dispositivi di sostegno per particolari gruppi di persone con disabilità ove siano necessari.

Articolo 3 – Convenzione ONU

Principi generali I principi della presente Convenzione sono: (a) il rispetto per la dignità intrinseca, l'autonomia individuale, compresa la libertà di compiere le proprie scelte, e l'indipendenza delle persone; (b) la non discriminazione; (c) la piena ed effettiva partecipazione e inclusione nella società;

9 (d) il rispetto per la differenza e l'accettazione delle persone con disabilità come parte della diversità umana e dell'umanità stessa; (e) la parità di opportunità; (f) l'accessibilità; (g) la parità tra uomini e donne; (h) il rispetto dello sviluppo delle capacità dei minori con disabilità e il rispetto del diritto dei minori con disabilità a preservare la propria identità.

GLOSSARIO DELLE PAROLE IMPORTANTI

Poiché non esistono parole errate, ma esiste solo un uso errato delle parole, ecco alcune parole ed il loro corretto uso.

<u>Diversamente abile</u>

È una delle espressioni più contestate nel campo della disabilità, una locuzione eccessivamente politically correct. Vorrebbe sottolineare l'abilità, invece della disabilità, ma diventa in realtà fuorviante per il fatto che tutti siamo diversamente abili e non siamo in grado di fare tutto. Diversamente abili significa abilità diverse, cioè qualcuno che ha un'abilità diversa, un'abilità altra che il normodotato non ha: niente di più sbagliato. L'uso di alcune parole rispetto ad altre può tradire uno schema mentale che vede le persone disabili con distacco e negativamente. L'avverbio "diversamente" pone l'accento sulle differenze nell'uso delle abilità, cioè che attraverso modalità diverse si raggiungono gli stessi obiettivi: in alcune situazioni di disabilità, questo uso può essere corretto, nello sport o nell'ambito scolastico ad esempio. Se il riferimento diventa, invece, quello delle prestazioni scolastiche, sociali e di autonomia, l'espressione "diversamente abile" può risultare ingannevole, in quanto tende ad eclissare il deficit, a nasconderlo. Per questo, in generale, è opportuno parlare di "persona con disabilità", al fine di non ostacolare una valutazione obiettiva della realtà.

Disabile

Si tratta di un aggettivo che vuol dire "persona che ha una disabilità", intesa oggi come un'interazione dinamica fra la persona disabile e l'ambiente, con al centro la questione delle barriere (architettoniche, mentali, culturali). Il problema di disabile è che non lo si percepisce più come aggettivo, si è trasformato in sostantivo. Disabile è un'evoluzione della parola handicappato: termine ormai in disuso. Meno stigmatizzante, ma pur sempre in negativo, con quel prefisso "dis" che connota la parola per sottrazione, e dunque sembra togliere valore alla condizione umana. È un termine che, però, in qualche modo, risulta ragionevole, realistico, generico e non offensivo ed un buon bilanciamento tra ciò che pensa il contesto sociale e la realtà di chi vive su di sé la condizione di disabilità, motoria, sensoriale, intellettiva. Come per il termine "diversamente abile", è più opportuno sostituire questa locuzione con "persona con disabilità" che è il termine usato dalla Convenzione sui diritti delle persone con disabilità dell'Onu, diventato standard internazionale.

<u>Handicappato</u>

Termine che deriva dall'espressione inglese "*hand in cap*" (la mano nel cappello), con cui era chiamato un gioco d'azzardo inglese del 1600, che consisteva nell'introdurre una mano (hand) in un berretto (cap) ed estrarre delle monete. Poi si diffuse nella terminologia ippica. Alla fine dell'Ottocento handicap fu chiamato il peso extra imposto al cavallo superiore. Quindi inizialmente a portare l'handicap era il cavallo migliore, il più fortunato, in modo da rimettere in parità i cavalli meno dotati alla partenza della gara. Nel tempo la parola ha rovesciato il suo significato divenuta, in tempi più recenti, sinonimo ostacolare, creare uno svantaggio a causa di minorazioni di tipo motorio o sensoriale o intellettivo o affettivo ai fini di un normale inserimento nella vita sociale. L'handicap, in senso più ampio dunque, è diventato per la persona una sorta di svantaggio nei confronti degli altri, determinata da un deficit fisico o psichico. Nell'immaginario collettivo si tende spesso a confondere l'handicap con il deficit, ma sono in realtà due concetti estremamente diversi. A differenza del deficit, che è proprio della persona e non è una malattia bensì solo un danno biologico, l'handicap deriva dal contesto sociale, e non solo, all'interno del quale la persona è inserita. Tuttavia, il deficit non è malattia ma solo il danno biologico che può derivare da una malattia, da un incidente o manifestarsi come una caratteristica presente dalla nascita. Il deficit, al contrario della malattia, è incurabile e resta sempre invariato. Una obiezione sulla necessità di usare "handicappato" e "portatore di handicap" è nata dal fatto che tali termini siano contenuti nella famosa legge italiana n.104 del 1992, la quale a sua volta aveva mutuato i termini da una classificazione dell'Organizzazione mondiale della sanità del 1980, nota come Classificazione internazionale delle menomazioni, delle disabilità e degli handicap (Icidh). Ma la stessa Oms ha poi cancellato il termine "handicappato" all'inizio degli anni Duemila in quanto tale classificazione si basava su concetti non più in linea con l'evoluzione, lo sviluppo e la percezione della persona con disabilità. Venne redatta nel 2001, la nuova Classificazione internazionale del funzionamento disabilità e salute (Icf), in cui si mette al centro la persona e la propria salute, non solo quella con disabilità, in relazione all'ambiente, al contesto con cui l'individuo interagisce, trovando ostacoli oppure miglioramento. Il focus si sposta dall'ambito medico e patologico a quello dell'individuo come "essere sociale": da qui nasce l'espressione prima e il concetto giuridico poi, l'espressione "persone con disabilità".

Malato di (Sla, Sclerosi, Tumore, male incurabile, salute)

Il significato della parola "malato", secondo il vocabolario Treccani, è: "di chi è colpito da malattia, o è in genere non sano, temporaneamente o per costituzione". Attorno alle malattie esistono ancora molti tabù. Ad esempio, spesso si percepisce una certa ritrosia a usare la parola "tumore" o "cancro". È noto, infatti, leggere sui media della morte di personaggi famosi, soprattutto in televisione, le locuzioni "dopo lunga malattia" oppure "affetto da male incurabile", anche questo è un errore: il male era inguaribile, ma curabile. La locuzione "male incurabile" è un luogo comune in quanto esistono molte cure e terapie per il cancro, anche se alcune forme tumorali sono definite "killer" (come il tumore al polmone) poiché rappresentano la principale causa di morte per cancro nel mondo. Quindi è vero che ci sono tumori difficili da sconfiggere, ma molti pazienti sopravvivono al cancro o riescono a vivere a lungo con la malattia e con una buona qualità della vita, perciò scrivere, "male incurabile" è sbagliato perché "chiude la porta alla speranza". Per quanto riguarda la SLA (Sclerosi laterale amiotrofica), al momento rappresenta una patologia inguaribile ma non va considerata "incurabile" e bisogna combattere la tendenza a vedere solo la "sclerosi", il "cancro", la "malattia", senza vedere più la persona "malata di". Espressioni come "malato" o "il malato", se non adeguatamente contestualizzate, rischiano di ridurre la vita della persona solo alla sua sofferenza o patologia quando è bene concentrarsi sui suoi bisogni, le sue necessità, le sue esigenze per poterle garantire una qualità della vita dignitosa: meglio usare l'espressione "persona affetta da...".

Disabilità intellettive

"Disabilità intellettive" sembra il termine più adatto ad evidenziare le varie forme con cui si manifestano le disabilità che coinvolgono l'intelligenza. Il termine "Intellettive", più specifico, è ritenuto più adeguato di quello generale "Mentale" (che, essendo aggettivo di "mente, si riferisce a tutto il funzionamento della mente e non solo a quello intellettivo). A differenza del ritardo mentale sono considerate disabilità intellettive anche condizioni di insufficienza più lievi, come quelle che emergono con prestazioni in test di intelligenza con Quoziente Intellettivo compresi fra 71 circa e 85 circa. Una persona ha delle disabilità intellettive solo se il suo QI è inferiore a 70-75, se ha anche complementari difficoltà adattive e se la disabilità è insorta prima dei 18 anni. Inoltre questa espressione rientra nel più ampio concetto di disabilità che si è evoluto a partire da un tratto o caratteristica centrata sulla persona (a cui spesso si faceva riferimento come a un "deficit") a un fenomeno umano con genesi in fattori organici e/o sociali, per cui il soggetto con disabilità viene visto all'interno di un determinato ambiente sociale.

Non udente, non vedente [**cieco, sordo, sordomuto, audioleso, videoleso, ipovedente, disabilità sensoriale/visiva/auditiva**]

Sono due locuzioni che indicano persone che non vedono o non sentono totalmente o parzialmente. Hanno sostituito i termini cieco e sordo, considerati troppo offensivi, ma in realtà sono perifrasi che si usano pensando di rendere la realtà meno pesante, appesantendola nel senso in quanto, al loro interno, si generalizzano delle condizioni che sono molto più variegate. Si tratta di un sistema riduttivo e ormai superato dalla scienza medica. La parola ipovedente è, invece, entrata da poco nel vocabolario italiano e la si rinviene per la prima volta in un testo legislativo del 1984 (decreto ministeriale sulla fornitura di protesi da parte del Servizio Sanitario Nazionale) e, da un punto di vista semantico rappresenta sicuramente una bruttura, ed indica le persone che hanno grossi problemi di vista, ma che non rientrano nel concetto di cecità assoluta. A volte per i ciechi, forse impropriamente, si usano anche i termini visulesi o videolesi per assonanza con la parola audiolesi. Il mutismo o la ridotta emissione dei suoni delle parole sono soltanto una conseguenza della sordità e del mancato feed back uditivo, tuttavia da qui nacque il luogo comune che etichetta gli audiolesi come "sordomuti". Molti di loro hanno un vocabolario d'italiano carente, non conoscono il significato di alcune parole o strutture linguistiche complesse. Per questo motivo la maggior parte scrive anche in un italiano molto approssimativo. Ciò non significa ignoranza o scarsa cultura, ma dipende dal fatto che la lingua italiana rappresenta per loro una "seconda lingua". La loro "prima lingua" è la L.I.S. (Lingua dei Segni Italiana), che ha le proprie regole grammaticali, una propria sintassi e la relativa fonetica. I sordi strutturano il pensiero secondo immagini e non per parole come fanno gli udenti. "Sordo" e "cieco", dunque, non rappresentano degli insulti, ma sono semplicemente delle caratteristiche di quella persona e non c'è alcuna ragione di non usarle. Anche i "sordomuti" vanno chiamati "sordi". I "sordomuti" non esistono più neanche per legge.

LA STORIA DI NICOLA

Mi chiamo Nicola e sono il presidente dell'Associazione Nazionale Malattie Rare Dermatologiche Vascolari ODV. Prima di essere paziente, bisogna saper convivere e lottare contro la mia malattia sconosciuta, rara, invisibile, io mi sento un duro che cerca di non pensare a ciò che ha e cerca di impegnarsi nel sociale, con la speranza che gli altri mi accettino con tutte le mie caratteristiche, le mie opinioni ed idee. Cerco di essere incoraggiante per chi, come me, ha una disabilità rara. La mia patologia ancora non ha un nome, i medici in origine la classificarono come **Sindrome di Uriez** a Roma nel 1982, poi, da una ricerca fatta nell'Università di Pavia sul mio caso, si è evinto che la sintomatologia fosse simile a tale sindrome ma non coincidevano del tutto. In seguito, grazie alle ricerche fatte dall'Istituto Dermopatico (I.D.I.) di Roma, mi fu confermato che non fosse quella, quindi, ad oggi, la mia patologia non ha un nome. Io sarei felice se si potesse dare il nome della dottoressa Guerra deceduta con un tumore. Sono pensionato, lavoravo all'ufficio scolastico di Benevento, ero giornalista e purtroppo sono stato costretto a mettermi in pensione a causa del sopraggiungere della mia malattia con sommo dispiacere. Mi ritengo fortunato però a svolgere l'attività di Presidente della "Associazione

Nazionale Malattie Rare Dermatologiche Vascolari Odv", ed inoltre mi interesso di ciclismo collaborando con l'R.C.S., e la Gazzetta dello sport per il Giro d'Italia. La prima diagnosi mi fu fatta nel '92; dopo un anno di sofferenze si erano mostrate delle piaghe simmetriche in entrambe le mani, dopo un periodo di Gentalin beta i medici decisero di fare un esame istologico effettuato, poi, all'Ospedale Sacro cuore di Gesù di Benevento e mi dissero di tornare dopo sette giorni. Dato che io all'epoca lavoravo nei pressi dell'ospedale, la mattina del settimo giorno mi recai lì (mia moglie lavorava nel sopracitato ospedale) ma quel giorno non era in servizio, mi dissero che dovevo tornare in tarda mattinata proprio perché stavano cercando di rintracciare mia moglie ma dato che non vi erano ancora i telefonini, e quindi non ci fu verso di rintracciarla, furono costretti a dare a me gli esiti in una busta chiusa. Io ovviamente aprì la busta e lessi la diagnosi: **carcinoma spinocellulare invasivo.** Conoscendo i carcinomi e ciò che avrebbero comportato, mi appoggiai al muro del laboratorio di analisi perché la "botta" emozionale fu davvero forte. Iniziai a riflettere chiedendomi: "che faccio? Compio l'insano gesto oppure combatto?" E dopo nemmeno un instante, mi son detto: "la vita è bella e va vissuta!" Da lì iniziò tutto cercando di trovare le cure adatte. È doverosa una premessa: io ho vissuto un anno intero in ospedale nel 1993, più precisamente dal 2 gennaio 1993 al 2 gennaio 1994 (festività comprese) all'IDI di Roma ed all'Istituto dei Tumori a Milano. Cosa significa vivere questa non conoscenza della malattia? Si ha un enorme senso di impotenza, quindi si cerca di capire o di conoscere qualcosa in più, si spera nei progressi della ricerca e nella scoperta di un rimedio. Io, ad oggi, ho subìto 106 interventi (dal 1992 ad oggi 2022), l'unico rimedio per la mia patologia perché, non sapendo quale sia esattamente la malattia, si sa solo che sia di origine genetica e per questo mi sottopongo a questi interventi. Auspico che, studiando il mio caso, si possano fare passi avanti anche per altre persone con i miei stessi problemi. La mia "compagna di vita" influisce davvero molto nella mia vita quotidiana, tenendo conto che adesso cammino davvero poco (è come se camminassi continuamente su dei bracieri ardenti avendo dei problemi palmo-plantari), tuttavia cerco di circondarmi di persone ed essere aperto alla socialità. Sicuramente come ogni persona con disabilità rara mi sono sentito vulnerabile, solo e spesso invisibile, perché andare spesso in sala operatoria non è assolutamente semplice però ciò che mi dà la forza è la vicinanza di mia moglie, della mia famiglia e dei miei amici che mi danno la voglia di lottare e di non arrendermi. A mio modesto parere, credo la malattia si curi con la volontà e la voglia di non arrendersi, la vulnerabilità è umana ed io lo sono, mi sento debole ogni volta che mi trovano qualcosa e allora mi preoccupo di dovermi sottoporre nuovamente ad un altro intervento, ma poi mi ricordo che ci sono i miei familiari, gli amici e l'associazione che hanno bisogno di me e allora continuo a combattere. Io penso che la ricerca abbia fatto e stia facendo davvero molto, ma lo Stato è assente. Una malattia rara che possono avere 1, 10, 20, 100 persone non attira l'interesse delle aziende farmaceutiche ad investire delle risorse su dei numeri così esigui.

Nel caso del Covid-19, invece, molteplici case

farmaceutiche hanno avuto l'interesse ad investire sulla ricerca e lo sviluppo dei vaccini proprio perché erano coinvolte miliardi di persone. La ricerca fa passi da gigante, ma a cosa serve se non si investe sulla medicina che cura queste scoperte? Il dubbio lo lascio a chi di dovere, cioè allo Stato che dovrebbe dare maggiore ascolto alle associazioni nazionali ed europee che operano in questo settore. Il nome che mi piacerebbe dare alla mia malattia già orfana di nome scientifico, sarebbe "lottare sperando". Il futuro lo vedo un po' come il presente: lottare, sperare, vivere, continuare a dare il mio contributo nel sociale per cercare di aiutare chi come noi lotta.

LA STORIA DI GINEVRA

Mi chiamo Ginevra Brovelli, sono toscana, sono una persona molto combattiva, positiva e mi ritengo molto fortunata per la famiglia che ho, in quanto mi è sempre stata vicina in ogni mia scelta ed in ogni momento della mia vita, soprattutto tutte le volte che sono entrata in sala operatoria. Ho una patologia rara senza ancora un nome, una diagnosi. Non mi ritengo unica, ma essere combattiva mi aiuta parecchio. Sono una cameriera e mi piace tantissimo fare questo lavoro perché mi ritengo una persona solare e amo stare a contatto con le persone, anche se, purtroppo, per via delle mie condizioni di salute, non potrei farlo. Ho avuto consapevolezza della mia malattia quando avevo 6 anni e ricordo quel momento con grande chiarezza perché i medici, a seguito di diversi esami, dissero ai miei genitori che qualcosa non andava. Non ho, ad oggi, ricevuto una diagnosi e faccio un continuo va e vieni da tantissimi ospedali e specialisti: è molto pesante, una vera e propria croce perché nessuno, almeno per la mia esperienza, mi ha mai ascoltato veramente. È tutto un *"forse va bene questo"*, *"Signorina, non lo so"*, *"provi questo, quest'altro"*: una situazione che moralmente non è semplice perché ti svilisce e ti scoraggia e sarebbe opportuno che, per chi ha patologie rare, fosse supportato anche da figure professionali di supporto psicologico. La mia patologia influisce tantissimo nella mia vita sociale perché ho molto spesso dolori generalizzati, che spesso è difficile far comprendere alle persone che ti circondano, e devi star lì a combattere per non far pesare agli altri il tuo malessere. È una lotta con sé stessi e non solo, soprattutto se si è donne, perché non si possono avere figli, perché si vivono situazioni che mettono alla prova sia la vita di coppia che quella lavorativa, perché speri sempre di trovare qualcuno che ti supporti in questo difficile cammino e comprenda il tuo disagio. Mi sono sempre sentita molto vulnerabile e sola proprio per il fatto che nessuno potesse comprendere il mio dolore, le mie paure di entrare in sala operatoria col dubbio che qualcosa potesse andare storto vista l'imprevedibilità che hanno le patologie rare; sola, non per la mancanza di affetto o vicinanza da parte dei miei familiari, ma per il silenzio delle istituzioni e il poco interesse rivolto a chi come me ha una patologia rara e non ha alcuna tutela né legale, né previdenziale. All'IDI di Roma, per fortuna, ho trovato accoglienza e competenza, ma non può essere l'unica realtà che si occupa di questo tipo di patologie. La medicina è, indubbiamente, in continua evoluzione ma sono consapevole che la stessa potrebbe non trovare una soluzione definitiva ad una malattia come la mia, che richiede un approccio multidisciplinare e poliorgano, o come altre patologie rare, è bene esserne coscienti. Nel mio caso specifico, posso essere operata da un medico specialista per un particolare problema, ma devo trovare altri specialisti per essere operata per altri problemi relativi alla mia patologia (un chirurgo che si occupa di cardiologia, non mi può operare alla testa solo per fare un esempio). Per non parlare dei pronto soccorsi, totalmente impreparati ad affrontare questo tipo di situazioni. In breve, dunque, credo che la medicina non possa dare tutte le risposte, ma sarebbe d'aiuto e sostegno che ci fossero più medici preparati e competenti in questo tipo di patologie, soprattutto in Italia. Se potessi dare un nome alla mia malattia, che è caratterizzata da malformazioni venose multiple e da "bozzoli" (termine toscano) che si infiammano, posso attribuirle questo nome: "la malattia dei bozzoli". Il futuro? A prescindere da tutto, lo vedo comunque roseo, anche se per la mia patologia lo vedo sempre come un'incognita. Eppure, voglio lottare: voglio combattere per tutte le persone che, come me, hanno bisogno di supporto, ma soprattutto di persone che le aiutino ad affrontare questo tipo di malattie e le capiscano e le coccolino nei loro momenti più difficili.

LA STORIA DI VANNI

Tra le testimonianze più intense, c'è quella di Vanni Oddera, papà e pilota di freestyle motocross molto conosciuto in Italia ed in Europa per le sue evoluzioni in moto da solo o anche insieme alle persone con disabilità, che ci ha raccontato la sua intensissima storia in compagnia della sua "unicità", densa di sport, solidarietà e vitalità assoluta. Nato e cresciuto in un paesino sull'Appennino ligure tra Genova e Savona, sin da piccolissimo, Vanni ha sempre adorato sparire nei boschi per intere giornate, tanto che una volta, quando aveva otto anni, fu ritrovato dai carabinieri alle nove di sera che scorrazzava in giro indisturbato come se nulla fosse, mentre la sua famiglia viveva ore di terrore. Il suo primo "salto mortale" lo fece con una canna da pesca in mano, a nove anni, quando, attraverso un bosco, sentì un urto tremendo sul suo fianco, volando in aria, passando sopra al tetto di una macchina e piombando sull'asfalto con un tonfo sordo: era appena stato investito, uscendone fortunatamente illeso ad esclusione di un trauma cranico. In tutta la sua vita, ha sempre cercato uno spiraglio per volare sopra tutti, voleva la sua moto, con ruote tassellate per andare nei boschi, per spiccare il volo. All'età di sette anni, infatti, iniziò a chiedere la sua prima Grizly (una mini moto), ma niente, non ci fu verso:

la madre esordì dicendo: "In questa casa non entrerà mai una moto!". Così per otto anni di seguito fino all'età di 15 anni quando, impuntandosi per dieci giorni, smise di andare a scuola, tra punizioni e sberle non si mosse più di casa. Fin quando l'amato nonno arrivò in casa con una stupenda CRE 50 cc. Da quel momento trascorse un anno nei boschi, in mezzo alla natura, al fango, alla neve, solo con lei, la moto. In occasione del diploma, arrivò il 125 cc Honda, il cui motore esplose poco dopo un mese, giungendo all'acquisto di un 125 cc cre Enduro, facendo anche gare regionali. Nel 2002 fu vittima di un incidente provocato dall'urto con una radice nel bosco, che gli causò una bruttissima frattura di tibia e perone per la quale dovette utilizzare la sedia a rotelle per tre mesi. Mesi in cui si appassionò al freestyle motocross. Nel 2003 Paolo Grana gli fece provare la sua prima rampa, una sorta di tavola di ferro in mezzo ad un bosco posizionata a 15 metri da una discesa: "Dopo tre mesi di salti con Paolo ero capace a chiudere un pò di trick". Dopo la morte dell'amatissimo nonno Giovanni, lasciò la moto per un altro anno, ma grazie ad una telefonata di Jader Toninello (suo grande mito) che gli disse di ricominciare e non mollare, ricominciò e di lì a pochi mesi la <u>Daboot</u> lo accolse sotto le sue ali. Da quel momento non ha mai più lasciato il Freestyle Motocross. Adesso gira Italia ed Europa a fare show con una KTM, ma quando torna a casa gode di ogni singolo momento: "Quando torno ho bisogno di solitudine, intimità e calore umano e qui trovo tutto e so che lo troverò per sempre". Ma quando parliamo di "unicità", intendiamo descrivere una caratteristica di Vanni che lo contraddistingue e che lo rende, appunto, unico: si chiama Situs Viscerum Inversus (o Sindrome di Kartagener o, ancora, Discinesia ciliare primitiva), una malattia respiratoria molto rara caratterizzata da broncorrea cronica con bronchiectasia e sinusite cronica, per frequenza, la seconda malattia congenita dell'apparato respiratorio dopo la fibrosi cistica. La prevalenza di questa patologia è stimata in 1/20.000 (dati Orpha.net). I segni clinici possono essere presenti alla nascita in associazione con una sindrome da insufficienza respiratoria. Durante l'infanzia, la malattia si presenta con tosse e broncorrea cronica, rinite cronica associata a poliposi nasale, agenesia del seno frontale e otite ricorrente. L'associazione con il situs inversus (organi invertiti) è presente in quasi il 50% dei casi. La sua "compagna di vita", però, non è mai stata un problema per lui: "Da quando ho avuto la diagnosi – ha detto Oddera -, me ne sono sbattuto e ho continuato a fare la vita che volevo". Ma una persona, naturalmente, non è la propria diagnosi: ma cosa significa sperimentare e vivere una malattia rara? "Non ci penso mai – ha detto Oddera -, continuo a vivere al massimo le mie esperienze senza fermarmi. La mia "compagna di vita" ed io siamo due persone che affrontano tutto insieme anche nel quotidiano perché stiamo bene insieme ". Molto spesso, chi vive la malattia rara si sente vulnerabile o solo, ma non Vanni Oddera: "Mai e poi mai mi sono sentito solo o vulnerabile di fronte alla malattia, non la percepisco negativamente, anzi, mi sento speciale per il fatto di non essere come molte altre persone. Sai che noia essere tutti uguali!" La ricerca ha fatto molti passi avanti, ma l'ambito delle malattie rare è davvero un'incognita anche per molti medici che, spesso, devono interfacciarsi con persone che non sanno come curare, che non sanno come indirizzare e rassicurare, ma Oddera chiarisce: "Chi vivrà saprà, sono molto fatalista e nella vita non ci si può precludere nulla. Se potessi dare un nome alla patologia rara che mi fa compagnia, sarebbe decisamente "organi allo specchio", definizione che ben fa comprendere la situazione". E il futuro di Vanni? "Sarà bellissimo". "*<u>Se si salta da soli è solo un salto se si salta insieme è la vita che inizia davvero</u>*", è così Vanni Oddera, sul proprio sito internet parla ed introduce quella che è diventata la sua missione: la mototerapia, progetto di sport solidale iniziato nel 2008 per condividere la sua passione (la moto) con i ragazzi con disabilità. Ormai da diversi anni la porta in tutto il mondo, mentre nel 2014 riuscì per la prima volta a portare una moto in una corsia di ospedale per permettere a tanti bambini ricoverati, anche con disabilità, di dimenticarsi per un attimo la malattia e divertirsi in maniera anche un po' insolita, ma sicuramente adrenalinica.

LA STORIA DI DANIELA

Sono Daniela Tiezzi e vi racconto la mia storia. Posso affermare con fermezza di non essermi mai sentita una paziente, in nessuna occasione, nemmeno quando la mia vita mi ha sbattuto in faccia le risposte e mi ha catapultato davanti ai medici, che mi osservavano preoccupati e mi scrutavano da dietro le loro scrivanie. Nemmeno quando mi trovavo nelle sale d'attesa e osservavo le altre persone che, in qualche modo, mi somigliavano e che, ognuno a modo proprio, attendevano insieme a me. La mia unicità è quella di essere una persona che vive tutto, almeno parlando al presente, con la naturalezza dei gesti quotidiani. Mi ritengo una persona molto empatica, forte, potente di fronte alle grandi cose che la vita mi pone davanti, mi sento la mamma di tutti e la mamma delle debolezze e con questo intendo dire di essere sensibile e fragile, ma al tempo stesso in grado di difendere chi si sente più indifeso. Faccio fatica a rispondere alla domanda "qual è la professione che ti piacerebbe svolgere". Sono disoccupata da una vita e posso dire con un filo di vergogna di non aver lavorato mai realmente un solo giorno della mia vita. La triste realtà che devo affrontare è molto scomoda e, premetto, non so se realmente si tratti di una esclusiva mia colpa o sia un dato di fatto assodato: noi persone affetti da patologie e con disabilità, diversamente da quanto descritto dal mito comune, non abbiamo il posto assicurato, ma rappresentiamo spesso un peso, una responsabilità. Credo fermamente che, anche qualora io avessi un curriculum lungo tre pagine, la mia situazione non sarebbe molto diversa: mi sento una buona a nulla pur conoscendo a memoria tutte le mie capacità, il mio spirito di adattamento, la mia capacità di imparare in fretta ogni tipo di lavoro. Ci sono due diversi momenti che hanno contraddistinto la scoperta della mia diagnosi: il primo si è verificato in 5^ elementare, quando durante una visita di routine (quelle che fanno gratuitamente all'interno delle scuole) scoprì di avere una rotoscoliosi toracica che, ai tempi, era dovuto solo allo zaino pesante o forse dalla postura, almeno così dissero a mia madre: "Non si preoccupi, signora. Nulla di grave o di irrisolvibile. Un po' di ginnastica posturale e con la crescita il problema scomparirà". Invece, fu l'inizio del mio percorso verso la scoperta della Sindrome di Poland, la mia patologia. Ebbene si, sono un caso su 20.000, pensate ironicamente quanto io sia rara come la mia patologia. Da quel giorno è iniziata la mia avventura che, in principio, fu un vero e proprio incubo: dopo le innumerevoli visite ortopediche, per lo più inconcludenti, sono partita per Bologna e lì tutto ha avuto un reale inizio. Mi sono ritrovata dopo 8 ore di viaggio (sono di Rieti) tutta ricoperta di fasce intrise di acqua bollente e gesso a dare forma a quello che sarebbe diventato per un anno il mio scomodo compagno di vita: un busto di plastica tagliente e ferreo. Di lì a poco, conobbi la dottoressa che mi avrebbe seguito che io, con un filo di cattiveria, descrissi come la "streghetta perfida e tarchiata", non certo rivolto alla sua persona, ma alla situazione: fu molto accogliente e mi descrisse per filo e per segno ciò che avrei dovuto affrontare dopo. Mi parlò dell'intervento che avrei dovuto affrontare senza peli sulla lingua: foto dei risultati sulla pelle di coloro che avevano subito l'intervento che avrei dovuto subire io, che avrebbe comportato dei segni di guerra (le cicatrici), giorni di terapia intensiva, dispendiosa perdita di sangue e riabilitazione di mesi. La stessa dottoressa mi disse: "O ti operi o metti in conto le conseguenze e la tua prospettiva di vita". Ero quasi 15enne, ed ebbi paura, ma implorai ai miei genitori, attraverso una mia lettera, di far decidere me nonostante la decisione spettasse a loro in quanto minorenne. Non feci quell'intervento e, ad oggi, non me ne pento. I miei genitori decisero comunque di farmi continuare il percorso, seppur in maniera differente. Crescendo, guardandomi allo specchio, notai che i miei seni erano asimmetrici e, con imbottiture e vestiario, cercavo di non far notare questa asimmetria. Questo non mi permise di vivere appieno i primi momenti di intimità adolescenziale:

in breve, non avrei tolto il reggiseno nemmeno nella solitudine della mia cameretta. Decisi, questa volta, di affrontare la cosa e partì per un ospedale romano dove feci la prima visita ambulatoriale e conobbi il mio "gigante buono", un medico che, diversamente dalla precedente esperienza medica, ebbe un approccio più empatico verso di me e verso la situazione. Fu lui che diede un nome alla mia patologia Sindrome di Poland e mi disse che mi avrebbe aiutato a star meglio. Così, iniziai il mio percorso verso l'intervento che sarebbe stato volto a correggere il muscolo pettorale destro e rendere i miei seni simmetrici e gradevoli ai miei occhi. Risultato? Dopo ben tre fughe dall'ospedale, una poco prima dell'operazione, riuscì ad operarmi. Questa fu, ed è a tutt'oggi, la miglior scelta della mia vita perché a seguito di tale intervento, guardandomi allo specchio, mi sentì una vera guerriera, fiera delle mie ferite di guerra e della mia ritrovata femminilità, che mostro con orgoglio ed un filo di sfrontatezza. Sperimentare e vivere una malattia rara, per me, è quanto più di valorizzante e accrescente che ci possa essere perché paragono la malattia ad una sorta di battaglia tra la personalità individuale e l'anima, che si conclude con un arricchimento interiore che in casi di "normalità" sarebbe irraggiungibile. <u>La salute ci consente di godere della vita al meglio, ma la malattia ci consente il lusso di comprenderne il vero</u>

<u>significato</u>. Il sorriso ed il buon umore diventano l'arma letale degli acciacchi e l'amore e gli affetti, il fulcro di tutto quanto. La mia compagna di vita, di nome Poland, è diventata per me una fedele moglie e che proprio come questa, a volte, comporta conflitti, una difficile convivenza, ma che ti accompagna per sempre. Non sempre ci vado d'accordo, ma poi mi rendo conto che non sarei chi sono senza di lei. La Poland è la mia altra metà della mela, l'opposto che attrae, ma che mi porta, purtroppo, a dovermi giustificare con chi non mi conosce o, semplicemente e giustamente, non ha voglia di compatirmi. Se cammino troppo, devo sedermi, ho l'ansia per ogni piccola cosa, devo programmare

tutto, a volte divento ossessiva e maniacale, ma solo così sono in grado di gestire i miei demoni chiamati attacchi di panico. La scienza ha fatto molti passi avanti, ma in merito alla mia patologia ritengo che ci sia ancora poco approfondimento tanto che, a volte, devo essere io stessa a spiegarla ai medici. Ho dovuto combattere 11 anni per essere riconosciuta ed avere un modesto contributo economico e mi fa rabbia che malattie come la mia vengano spesso sminuite solo perché poco conosciute. Credo che sia fondamentale, anche e soprattutto attraverso testimonianze dirette, di fare più informazione a riguardo. Avrei dato tanti nomi alla mie malattie nel corso della mia crescita, partendo dallo zaino pesante delle elementari, alla mia sensazione di <u>inadeguatezza</u> nel periodo dell'adolescenza, fino ad oggi che, più che attribuirle un nome, la paragono ad una situazione dove io, tra tante persone vestite di bianco ad una festa, sono l'unica ad avere una maglietta nera sotto il vestito bianco: nessuno lo sa, ma lo so io di essere diversa da tutti gli altri, anche se sono l'unica a saperlo e questo può essere vissuto o come un disagio o come qualcosa di particolare con la quale distinguersi. Il futuro mi spaventa moltissimo, ma non per la mia patologia che, diversamente da come pensavo in principio, non sarà mai in grado di rovinarmi le prospettive, magari renderà un po' più originali i percorsi di arrivo al traguardo, ma per la mancanza di quel pizzico di fortuna o di opportunità che spesso non vengono concesse a chi, magari, le meriterebbe".

LA STORIA DI MASSIMO E DI SUO FIGLIO MARIO

Sono Massimo Inzolia, sono un geometra, ho 60 anni e sono il papà di Mario, 17 anni, che ha scoperto, a soli 18 mesi, quando era ancora neonato, di essere affetto da una patologia rara: la Glicogenosi. "Siamo stati fortunati – spiega Massimo – perché Mario è quasi guarito in quanto ha scoperto di essere affetto da una forma meno grave rispetto alle 13 forme diverse che esistono, tra più o meno gravi, appunto". "I medici di Napoli, molto professionali, ci hanno detto che con lo sviluppo, la sua malattia si sarebbe attenuata o sarebbe guarito del tutto: così è stato". Ma cos'è la Glicogenosi? "Si tratta di una malattia metabolica – ha raccontato Massimo Inzolia dopo consulto con medici specialisti - in cui un enzima funziona a scaldamento ridotto e causa il "non prelievo" dello zucchero di riserva con conseguente e pericoloso abbassamento della glicemia a zero con rischio di coma. Mario fu costretto a mangiare 8 volte al giorno ogni tre ore (sia di giorno che di notte). Immagina il sacrificio per il papà e la mamma dover svegliarsi tutte le notti per far mangiare il figlio dovendo anche lavorare e seguire un'altra figlia che, all'epoca, aveva 8 anni. La prima volta che ce l'hanno detto, abbiamo reagito in maniera forte senza troppo farci sconvolgere dal problema, ma affrontandolo con semplicità e coraggio. L'esordio della malattia, è stato con un innalzamento delle transaminasi significativa (600/700) con rischio di crisi epatica, anche se fisicamente il bambino non presentava sintomi visibili, al di fuori rigurgiti piuttosto anomali. È stata necessaria una biopsia per confermare la diagnosi. Da lì è stato seguìto da una figura tanto importante quanto a noi sconosciuta: l'alimentarista. Questa figura è stata importantissima per noi perché ha seguito Mario fornendoci sempre consigli e diete personalizzate e dinamiche adattate alla sua crescita, dando ampio spazio soprattutto ai carboidrati. Siamo molto religiosi e crediamo che

Dio ci abbia dato una grande prova da affrontare, ma ci ha anche dato la forza di affrontarla. Mia moglie ed io ci siamo dati forza a vicenda, ma da soli non ce l'avremo fatta. I momenti più complicati li abbiamo affrontati durante le influenze, quando le inappetenze (normali durante le influenze) rischiavano di confondere i sintomi influenzali con i cali glicemici. In famiglia riceviamo un sussidio per la patologia di mio figlio, ma questo per noi è stato davvero l'ultimo dei pensieri, tanto è vero che abbiamo fatto la richiesta di sussidio quando Mario aveva 4 anni che è servito per compensare l'inoccupazione di mia moglie. <u>A Mario non abbiamo mai fatto pesare la sua malattia e, nonostante la sua delicata situazione,</u> è un promettente calciatore ed è un grande sportivo (fa tanto e diversificato sport). Nelle forme più gravi si rischia il soffocamento a causa della mancanza di uso delle riserve di zucchero. Accumuli di zucchero in diversi organi creano questo sovraccarico e il conseguente soffocamento e, quindi, la morte. A Napoli vengono seguiti circa 1000 ragazzi (soprattutto maschi, le femmine sono asintomatiche ma portatrici sane) provenienti da tutta Italia e ha un'incidenza di 1/25.000. Adesso è prevista la Terapia Sostitutiva Enzimatica (cura enzimatica che non fa abbassare la glicemia al di sotto di 70). Il futuro lo vedo promettente (la ricerca sta facendo passi da gigante e potrebbe andare anche più veloce se non fosse rallentata dalla burocrazia) in generale per questa patologia, ma per mio figlio lo vedo positivo e luminoso".

LA STORIA DI PAOLA

Sono Paola Antenucci, credo che la mia caratteristica più evidente sia inevitabilmente collegata alla mia patologia, ma se parliamo di caratteristiche personali, credo di essere molto sensibile ed empatica in quanto riesco a comprendere quando qualcuno non sta bene. Al momento sto svolgendo un corso professionalizzante O.S.S. (Operatore Socio Sanitario) e mi piacerebbe diventasse il mio lavoro a tempo pieno in futuro perché mi piace, mi piace poter aiutare ed essere a contatto con le persone. La mia "compagna di vita" è con me sin dalla nascita, è nata con me in quanto congenita, ma ho avuto consapevolezza di essa all'età di 3-4 anni quando, giocando con un amichetto vicino di casa, mi chiese cosa avessi guardandomi in viso, ma non compresi subito la domanda, per me era tutto normale. Chiesi, allora, a mia sorella maggiore che mi spiegò, ma non ci pensai più di tanto. Col tempo, crescendo e guardandomi allo specchio, iniziai a rendermi davvero conto di avere qualcosa di diverso dagli altri, ma nessuno me lo fece mai pesare, neanche a scuola. L'unica difficoltà, se così si può definire, fu quella di spiegare di che patologia si trattasse in quanto, essa, non comporta alcun problema fisico, ma solo estetico per cui spiegare qualcosa che fosse di difficile comprensione persino per me e la mia famiglia non fu semplice. Nella mia quotidianità, essere una persona portatrice di malattia rara, non dico che non abbia influito in tutto, ma non è stata determinate e poi mi sono sempre curata di circondarmi di persone che mi amassero e mi volessero bene a prescindere dalla mia caratteristica fisica. Da bambina mi sono sentita vulnerabile soprattutto negli ambienti che dovevo necessariamente frequentare, in quanto ero costretta a dare spiegazioni e giustificarmi e questo mi indisponeva, mi infastidiva, mentre ho percepito la solitudine nella misura in cui ci si possa sentire soli di fronte a qualcosa di sconosciuto e che in pochi sarebbero in grado di comprendere. La ricerca scientifica sta facendo davvero passi da gigante, però credo che, riguardo al tipo di patologia che mi caratterizza ci sia ancora poca conoscenza, si tenda a metterla in secondo piano, nonostante possa avere delle ripercussioni diverse da quelle puramente estetiche come nel mio caso. Io mi ritengo molto fortunata, ma altre persone potrebbero non avere la stessa fortuna, dunque credo sia importantissimo porre attenzione e fare approfondimenti su questa patologia che rientra tra le malattie rare congenite e genetiche. Non ho mai attribuito alla mia patologia un nome "simpatico" o diverso da quello scientifico, ma sin da giovane mi sono sempre preoccupata che, semplicemente, avesse un nome, giusto per capire cosa fosse: si tratta di una malformazione vascolare chiamata Anomalia Vascolare Capillare Linfatica caratterizzata dalla presenza nei tessuti dermo-ipodermici superficiali e nelle mucose di una fitta rete di venule post capillari abnormemente e permanentemente dilatati. Questo tipo di malformazioni non regrediscono, ma permangono fino all'età adulta subendo un progressivo aumento di dimensioni in misura proporzionale all'accrescimento del segmento corporeo interessato(fonte Malformazionivascolari.it) Per il mio futuro mi auguro di poter fare il lavoro che mi piace, di circondarmi sempre delle persone che amo e spero vivamente che si possa trovare una cura efficace e definitiva alla mia patologia, affinché altre persone possano stare meglio.

LA STORIA DI FRANCESCO

Mi chiamo Francesco Voci, classe 1971, e, da sempre, non ho permesso alla disabilità di pormi dei limiti, sebbene qualche limite me lo ponga. Espormi con le persone, alla socialità per me non è mai stato semplice e, seppur l'opinione altrui non fosse un mio problema, non mi ha permesso di poter avere legami importanti. Sono portatore di una malattia rara dalla nascita e, purtroppo, non mi è mai stato possibile lavorare, ma percepisco una piccola pensione e, se avessi potuto lavorare, mi sarebbe piaciuto fare l'antennista o l'elettricista. Ciò in cui mi ha particolarmente penalizzato la mia patologia è l'aspetto estetico e questo mi ha sempre reso difficile poter instaurare delle relazioni sentimentali, anche se credo che una persona vada conosciuta in maniera più profonda al di là della propria esteriorità. Si, mi è capitato di sentirmi solo, come capita a chiunque, perché è bello poter tornare a casa e trovare qualcuno che ti aspetta, così come è bello poter dialogare e confrontarsi con le persone. Sicuramente la medicina sta facendo grandi passi avanti, ma nel mio caso specifico, in quanto portatore di Sindrome di Netherton (o ittiosi volgare), non ci sono molte novità. Infatti, l'incidenza di questa malattia rara, è stimata in 1/200.000 nascite e, proprio per la sua rarità, spesso non viene approfondita ed io spero ogni giorno che si possa trovare una cura a questa patologia dermatologica. Ogni giorno, la mia pelle tende a seccarsi e devo idratarla con acqua e applicare una crema specifica senza la quale non posso vivere: come un pesce che, fuori dall'acqua, muore, se posso fare questo paragone. Il mio futuro? Mi auguro sia sempre migliore del presente e che, finalmente, il mondo si accorga di noi e possa riconoscerci i diritti che ci spettano per nascita.

LA STORIA DI ARMANDA

Mi chiamo **Armanda Salvucci** e non mi considero una paziente perché non considero l'acondroplasia una malattia, ma una rarità. Due delle mie caratteristiche personali sono l'ironia e l'autoironia, che mi hanno aiutato ad affrontare con leggerezza un percorso non certo facile. Altre mie caratteristiche sono l'empatia e l'ascolto, due regali che la mia "rarità" mi ha elargito. Mi occupo di formazione e consulenza al fundraising per le organizzazioni non profit, sono presidente dell'Associazione di Promozione Sociale *Nessunotocchimario* e ideatrice del progetto *Sensuability* (che affronta il delicato tema della sessualità nella disabilità con un filo di pungente ironia e senza né tabù, né pregiudizi). La diagnosi della mia rarità è stata fatta al momento della nascita da un dottore che spiegò a mia madre in termini meno tecnici *"La bambina è sana, è solo più piccola delle altre"*. Io non ero ovviamente presente e quando i miei genitori me lo hanno raccontato ho sentito un profondo senso di gratitudine verso quel dottore che ha alleggerito e reso meno drammatica una condizione che invece molti considerano una tragedia. Una persona, naturalmente, non è la propria diagnosi, ma sperimentare e vivere una malattia rara dipende molto dalle fasi della vita che si attraversano. Quando ero piccola non mi è mai pesato, perché ero circondata da persone che mi coccolavano, a scuola ero adorata dai miei compagni. I problemi più grandi li ho avuti da persone adulte che mi hanno iperprotetta ma non tutelata, buttandomi addosso ogni sorta di senso di colpa. Crescendo, soprattutto nel periodo dell'adolescenza, con le prime cotte è arrivata la consapevolezza che ci fosse qualcosa di ingombrante. L'amore sembrava essere un argomento che non potesse riguardarmi e che la disabilità fosse un elemento totalizzante. Ho deciso, però, di non farmi sopraffare e, attraverso un percorso di crescita, ho capito che la disabilità è solo una parte di me e non tutto. E, come nella parabola dei tre talenti, poiché è questo corpo che mi è stato dato, ci voglio fare qualcosa. Soprattutto ne voglio godere. Devo dire, inoltre, che non è la disabilità ad influire sulla mia vita, o meglio non è solo lei ma le barriere architettoniche che mi e ci circondano: uno scalino troppo alto, un bagno inaccessibile, musei, cinema o teatri non accessibili, il luogo di lavoro. Ecco, tutte queste cose influiscono. Viviamo in una società che rende le persone disabili, al di là della propria condizione. Mi sono spesso sentita vulnerabile in situazioni in cui mai avrei pensato di sentirmi così. E doppiamente vulnerabile in quanto donna con disabilità. Ultimamente ho subito un'aggressione verbale molto violenta da parte di un vicino di casa e che non credo sarebbe avvenuta se, al posto mio, ci fosse stato un uomo. Ho quasi 55 anni e quando ero piccola mio padre mi ha portato ovunque per cercare una soluzione a questa condizione. E la risposta era sempre la stessa: non c'è nulla da fare. La ricerca da allora ha fatto dei passi enormi e importantissimi, recentemente è stato scoperto un farmaco invece per la cura dell'acondroplasia che mi rende felicissima, anche se io non potrò usufruirne per motivi anagrafici. Quindi mi sento di dire di non perdere la speranza e soprattutto di avere fiducia nella scienza. Se potessi dare un nome alla mia patologia rara, userei questa frase: "Il problema non è l'altezza, ma il carattere".

Per il futuro mi auguro che non ci sia più bisogno di parlare di disabilità e di malattie rare e che, soprattutto, la ricerca produca altre scoperte fondamentali per tutti, malati rari e non.

LA STORIA DI MARIAPIA

Il mio nome è Mariapia, ho 42 anni. Sono nata prematura e a basso peso, quando la Terapia Intensiva Neonatale non esisteva ancora, quindi, ho riportato danni prenatali e perinatali: principalmente, danni cerebrali e cardiaci, alcuni dei quali, venuti a galla da pochi anni, altri, per i quali, sono ancora alla ricerca di risposte, nonostante sia adulta. I bambini prematuri venivano chiamati "miracoli", allora, perché nascere prima del tempo significava non sopravvivere, o convivere con gravissime disabilità. Evidentemente, io, avevo proprio fretta di venire al mondo; ho sofferto molto al momento della nascita e la sofferenza non mi ha mai abbandonata, fa parte di me, l'ho sempre considerata la normalità, fino ad un paio di anni fa. Nella vita di ognuno di noi ci sono momenti di difficoltà, legati alla malattia o a problemi di salute, ma bisogna superarli ed andare avanti. Nel mio caso è stato diverso: ho trascorso l'infanzia e l'adolescenza sempre in costante compagnia dei medici, avanti e indietro per ospedali, in varie regioni d'Italia; per me, era normale stare male, alternando momenti di relativo benessere. Avevo sei anni, e in una giornata di maggio, si è presentata, prepotente, una crisi epilettica: un punto di apparente non ritorno. Diagnosi: epilessia primaria generalizzata idiopatica, caratterizzata da crisi tonico cloniche, oltreché assenze. Questa malattia, stigmatizzata dai più, considerata ancora qualcosa di oscuro, a metà tra malattia neurologica e psichiatrica, pesa su chi la vive, più della patologia stessa, perché ci si vergogna, quasi fosse una colpa, esserne affetti. Bisogna sempre ribadire che si è malati, che l'epilessia è una malattia neurologica, al pari delle altre, perché l'epilessia fa ancora molta, troppa paura. Mentre noi parliamo d'inclusione, d'integrazione, mentre tutti si riempiono la bocca di termini politicamente corretti, che non turbino la sensibilità di quelle categorie considerate "fragili", se si soffre di epilessia, il rischio è sempre quello d'essere presi per matti, per ipocondriaci, o, se si è donne, isteriche, o sotto l'effetto di qualche strano e sconosciuto sortilegio. L'epilessia è una malattia rifiutata dalla società, poco e mal conosciuta, anche da quei medici cui spesso si rivolgono i pazienti, con la speranza di essere presi in carico, in un'ottica umana bio-psico-sociale, è una malattia che dev'essere prima accettata, poi si potrà pensare a progetti d'inclusione, d'integrazione, di presa in carico globale di chi ne soffre e della propria famiglia. Terminato il liceo, la malattia era in remissione, ero "normale", sembrava andasse tutto bene, in teoria, ero guarita, anche gli altri, mi consideravano tale; per diversi anni, non ho più preso farmaci, non ho più visto medici, non ho più fatto viaggi dalla speranza dal Sud verso il Nord Italia, pensavo di essermi liberata definitivamente della mia amica/nemica di sempre, di quello zaino ingombrante e pesante che per tanti anni ho portato sulla mia schiena.

Ho compreso, invece, che remissione, non è sinonimo di guarigione.

Ricordo bene quella giornata di giugno, erano i primi giorni di giugno del 2007, avevo ventotto anni ed ero ricoverata in una clinica, inviata dal Pronto Soccorso dell'ospedale di Pescara, a seguito di una violenta crisi epilettica, accompagnata da convulsioni, che mi aveva lasciato un fortissimo mal di testa, confusione, artralgie, oltreché la nevralgia del trigemino. Avendo interrotto la terapia antiepilettica, non essendo più stata sottoposta a nessuna indagine, dato che mi era stato garantito che stavo bene, che la malattia era pediatrica e che, quindi, sarebbe sparita con la crescita, non avrei mai immaginato di dover ripartire da zero, di dover ricominciare tutto da capo, esattamente come quando avevo sei anni. Remissione — solo perché segni e sintomi della malattia non sono più manifesti — non vuol dire guarigione, ora, ne sono consapevolmente consapevole. Mettendo in dubbio l'epilessia, continuando a domandarsi se fossi "strana", perché "apparentemente troppo sana", i medici decisero di somministrarmi il Tegretol, la carbamazepina, farmaco d'elezione per la nevralgia del trigemino (patologia di cui soffro da sempre), ugualmente in grado di compensarmi, nell'eventualità di una crisi che, a detta loro, non c'era stata, e non si sarebbe più ripresentata. Una sorta di contentino, insomma. Dopo pochi minuti dalla somministrazione della carbamazepina — una pastiglia di Tegretol, per intenderci — ci recammo, io ed un mio amico che era venuto a trovarmi, in un centro commerciale vicino alla clinica. Entrammo in una profumeria praticamente vuota, e subito notai che una commessa mi stava osservando con insistenza, a tratti, invadente, financo fastidiosa. Indossavo una canotta bianca con le bretelle sottili, avevo le braccia completamente scoperte. Si avvicinò e, con un leggero imbarazzo, misto a curiosità, disse: "Mi dispiace tanto!"; dentro di me, pensai: "Cosa ho... Cosa c'è che non va??". Incredula, le chiesi esplicitamente a cosa si riferisse, cosa intendesse con quell'esclamazione, dato che non avevo idea di chi fosse, quella era la prima volta che la vedevo. Ancor più imbarazzata, rispose: "Ma non hai una malattia? Hai le braccia bordeaux, sembri ustionata...". Sul momento, rimasi attonita, incredula, non detti troppo peso alle sue parole, rispondendole che forse ero solo un pò abbronzata, comprai un profumo ed uscimmo di fretta dalla profumeria, io ed il mio amico, per tornare in clinica, dato che il tempo concessomi per lo svago, stava scadendo. Faceva molto caldo, io trascorrevo le mie giornate nel parco, prendendo il sole, leggendo ed ascoltando musica; ero convinta che la commessa avesse notato il mio colorito, anche se... Immediatamente dopo l'assunzione della pasticca di Tegretol, avevo iniziato ad avvertire una sensazione insopportabile di prurito, di bruciore misto a calore diffuso, sentivo il naso e la bocca secchi, avevo difficoltà respiratorie, ero molto in ansia...Non detti troppo valore a quelle sensazioni, perché pensavo che fossero suggestioni, emozioni da governare. Rientrata in clinica, mi lavai le mani, asciugandole, iniziavano a staccarsi delle squame sottilissime, specchiandomi, vidi che il mio viso era gonfio, bordeaux, gli occhi erano secchissimi, mi bruciavano, sulla pancia appariva qualche piccola pustola, le mie braccia, le gambe, erano bordeaux, sembrava stessi andando a fuoco, non riuscivo neanche più a tenere addosso la canottiera, volevo solo strapparmi di dosso la mia stessa pelle, tanto mi bruciava tutto... Dopo qualche minuto d'incredulità, mista a spavento, mi recai dal medico di guardia, era sabato pomeriggio, il reparto era deserto, non c'erano né il primario, né i medici.

Visibilmente scossa, mi mostrai a lui, era evidente

che stava accadendo qualcosa, ero molto in ansia, mi stavo davvero spaventando, sentivo gli occhi, la bocca ed il naso secchi, avevo difficoltà a respirare, stavo per avere un attacco di panico, mi sembrava d'impazzire, ma non ne comprendevo la ragione... Espressi la mia preoccupazione, chiedendo se fosse normale la sensazione di disagio che stavo provando, chiedendo al medico se notava qualcosa di strano... A malo modo, fui liquidata, dicendo che dovevo stare tranquilla, che non c'era ragione di agitarsi, che avrei dovuti prendere qualche goccia di ansiolitico, perché ero visibilmente agitata, troppo agitata, troppo! Tornai, titubante e mortificata, nella mia stanza. Dopo qualche ora, cenai e mi misi a letto, nel frattempo, come terapia serale, mi era stata somministrata un'altra pasticca di carbamazepina; il fuoco che sentivo attraversarmi il corpo diventava sempre più insopportabile, mi bruciava tutto, pensai che o stavo impazzendo, o che davvero stava accadendo qualcosa d'inspiegabile. Fu una notte infernale, non riuscii a dormire, non riuscivo a rimanere ferma, non feci altro che bere, bagnandomi in continuazione gli occhi e la bocca, nonostante la finestra spalancata, mi mancava il respiro, facevo fatica a respirare, avevo il naso secchissimo, mi bruciava, mi sembrava di soffocare... La mattina successiva, dopo una notte da incubo, decisi che qualcuno avrebbe dovuto ascoltarmi, io non ero pazza, quelle sensazioni erano reali. Feci colazione, poi mi spogliai per farmi una doccia ed improvvisamente, vidi delle macchie rosse diffuse sul mio corpo, non potevo toccarmi perché mi stavo squamando, stavo letteralmente andando a fuoco. Sarei voluta tornare del medico di guardia, ma per lui, il mio era un problema somatico, un disturbo d'ansia, ovvio, perché chi soffre di epilessia, non merita considerazione, cerca solo di attirare l'attenzione. Era domenica, la clinica era deserta. Ero disperata, avevo paura. Nella confusione più totale, telefonai ad un mio carissimo amico, radiologo, da tanti anni in servizio lì; mi conosceva dalla nascita, io ero stata la prima radiografia della sua vita professionale, lui mi conosceva bene, mi voleva bene, avrebbe dato credito alle mie parole. La fortuna volle che, nonostante fosse domenica, si trovasse casualmente lì, a pochi metri da me. Il tempo di spiegargli che avevo preso il Tegretol, ed immediatamente gridò: "Ma sei allergica, allora....???!!! Ti raggiungo subito!!!!!". Fu un attimo: mi vide ed immediatamente chiamò l'ambulanza, che mi avrebbe trasferita all'ospedale di Pescara, dove c'era il reparto di Dermatologia, il cui primario, che sarebbe andato in pensione di lì a pochi giorni, era il mio dermatologo di fiducia, da sempre. Il radiologo raggiunse poi il medico con cui avevo parlato la sera prima, urlandogli come una furia se mi avesse vista, se fosse reso conto della situazione, chiedendogli come mai non avesse prestato attenzione alle mie sollecitazioni, dicendogli che era stato estremamente superficiale, e che io, avevo avuto una reazione allergica al farmaco, visibilissima ad occhio nudo, completamente ignorata. Nel frattempo, io avvisai il primario della Dermatologia che di lì a qualche ora, l'avrei raggiunto. Lui stava terminando il suo turno, ma mi avrebbe aspettata, mi disse, rassicurandomi. Fui trasferita con urgenza all'ospedale di Pescara, nel suo reparto. Quando mi vide, si mise le mani nei capelli e lanciò un urlo, spaventato dal mio aspetto, dicendomi: "Sei completamente ustionata, come facciamo...?!?!!!". Dall'ingresso in reparto, rimasi lì qualche mese, ero perennemente bloccata a letto, con flebo di cortisone, che entrava lentamente nelle mie vene, più volte al giorno. Faceva caldissimo, ero debole, mangiavo poco, mi sciacquavo a malapena il viso, come i gatti, non potevo usare il sapone, bagnoschiuma, prodotti cosmetici, non potei farmi la doccia, per diverso tempo. Fu un tempo lunghissimo. Ero profondamente dispiaciuta, arrabbiata, delusa. Com'era stato possibile che, davanti ad una situazione così evidente e chiara, per alcuni, fossi stata trattata con sufficienza da chi avrebbe dovuto vigilare, prestando attenzione alle mie richieste??? A fronte di questa esperienza, così aggressiva e traumatica, per me, sia fisicamente che moralmente, decisi d'iscrivermi alla Facoltà di Scienze Sociali, diventando assistente sociale. Sono passati quindici anni, da allora, da quell'estate terribile del 2007. Fui totalmente inconsapevole, allora, della gravità di quello che realmente era accaduto, e lo sono stata, fino a dicembre 2021, quando mi sono recata all'Istituto Dermopatico dell'Immacolata di Roma, su consiglio del mio reumatologo di fiducia, che, pazientemente, mi sta guidando, da cinque anni, in un percorso tortuoso e lento, che ci conduca a definire una malattia sistemica, che ha coinvolto, nuovamente, la pelle, e dietro suggerimento di Gianluca Iandolo, che ringrazio con tutto il cuore.

Nel 2016 il dottore Didona, responsabile dell'ambulatorio malattie dermatologiche rare dell'IDI, con la sua equipe, ha dimostrato l'utilità del farmaco etanercept come protocollo terapeutico per la Malattia di Lyell, il caso vuole che il mio reumatologo, dieci anni prima, nel 2006, abbia condotto uno studio osservazionale sullo stesso farmaco, l'etanercept, rivelatosi predittivo, elaborando i dati, per la cura della psoriasi, attualmente risvegliatasi particolarmente aggressiva nei miei confronti. Il dottore Didona mi ha spiegato che la malattia di Lyell è una patologia rara, pericolosissima, potenzialmente letale, che, sicuramente, mi ha lasciato dei segni addosso, con sintomatologie complesse da valutare, alla luce di nuovi problemi occorsi. La Malattia di Lyell non fa parte dei LEA, non è inscritta nei livelli essenziali di assistenza, quindi, formalmente, non è considerata una malattia rara, è sconosciuta ai più, compresi gli specialisti di riferimento per le malattie rare. Chi si occupa dello sportello malattie rare della mia regione (l'Abruzzo non è dotato di un centro di riferimento, solo di uno sportello telefonico, informativo, che quindi, non garantisce una presa in carico), non aveva idea di cosa fosse l'IDI, tantomeno la malattia di Lyell; non trovandola nei LEA, mi ha più volte ricordato che non sono affetta da una malattia rara e che non sono una malata rara, infatti, questa definizione "burocratica", sta rendendo le mie indagini particolarmente lente e difficoltose, il codice di esenzione R99, che garantirebbe, a livello nazionale, una snellezza nelle procedure e nelle indagini, se applicato, renderebbe più semplice l'iter diagnostico, permettendo di velocizzare i tempi, invece, in alcuni casi, come il mio, non essendo formalmente categorizzata, incasellata, né medico di base, né specialisti, lo applicano, sono anni che attendo di arrivare ad una diagnosi, per ottenere una cura, che, se non sarà risolutiva, almeno, potrà garantirmi di poter stare meglio. Il percorso per arrivare alla definizione di una malattia rara, invece, in alcune regioni, come l'Abruzzo, si dimostra essere un percorso estremamente complicato, dove la burocrazia, le impegnative ed i codici di esenzione, vengono prima della salute e della vita delle persone, costrette alla mobilità sanitaria passiva. Nell'incontro avvenuto all'IDI col dottore Didona, persona estremamente professionale oltreché umana, capace di mostrare profondo rispetto ed empatia nei confronti di chi si rivolge a lui, abbiamo affrontato un altro problema spinoso che si e' presentato, a maggio 2021, e che, ad oggi, è stato totalmente ignorato: la malattia di Lyme, questa, riconosciuta formalmente nei LEA come malattia rara, necessitante, come la Malattia di Lyell, di una cura subitanea, appare una malattia misconosciuta, sottovalutata, che può provocare, come nel mio caso, gravi problemi cardiaci e neurologici, avendo già una situazione problematica, che facilmente va incontro a peggioramenti. Ebbene, ad ad oggi, nonostante le richieste d'indagine e cure da parte di vari professionisti quali: reumatologo, cardiologo, neurologo, dermatologo, sono costretta, dopo un anno d'attesa — come sempre — a recarmi fuori regione, per chiedere aiuto. Il vulnus di questo nostro Paese, in cui l'impegno del buon Ardigò e in molta parte, anche di Aldo Moro, nel 1978 portò alla creazione di un Servizio Sanitario Nazionale, è che, a seconda di dove si nasce, e soprattutto, di dove si vive, si ha la possibilità, o impossibilità, di accedere alle cure; troppo spesso alcuni medici dimenticano che le loro azioni sono dettate da un Codice Deontologico, non conoscono il significato della presa in carico, procedimento metodologico ben definito, in grado di favorire il lavoro di rete collaborante tra professionisti. Il paziente è un essere umano, che sta male, che ha bisogno di trovare soluzioni, perché spesso esistono anche alcune patologie tempo correlate, e non tutti possono permettersi di girare per anni, facendo tentativi, sperando di trovare il professionista competente ed umano... Il nostro sistema sanitario è l'unico al mondo che, sulla carta, garantisce l'accesso universalistico alle prestazioni, invece, poi, non è proprio così. Mi auguro che qualsiasi tipo di malattia, qualsiasi, sia considerata con una propria dignità, sia rispettata, e che non esistano più malattie di serie A e di serie B, pazienti di serie A e pazienti di serie B, e che molti di noi, non si sentano più soli e abbandonati, perché vittime inconsapevoli di pregiudizi e superficialità. Ringrazio ancora una volta Gianluca, attivamente impegnato con l'Associazione Malattie Dermatologiche Vascolari Rare per le battaglie di civiltà che porta avanti, con grande fatica, per rappresentare noi malati invisibili e le nostre istanze. Come referente interregionale dell'Associazione Epilessia in Abruzzo e Molise, anch'io supporto costantemente una categoria di malati che non hanno voce, discriminati tout court a causa dell'ignoranza e dei pregiudizi di chi non ha idea di cosa sia l'epilessia. Confermo e ribadisco la totale disponibilità a collaborare, uniti e compatti, perché il problema di uno, potrebbe diventare il problema di tanti, e le battaglie, insieme, si vincono. Ricordiamoci sempre che siamo esseri umani, prima di essere malati.

LA STORIA DI GIANLUCA

Mi chiamo Gianluca Iandolo, sono di Benevento, e le mie caratteristiche sono parte fondante della mia personalità. Se non fossi una persona con disabilità, non potrei nemmeno avere determinate caratteristiche. Ho imparato sulla mia pelle a vivere le mie caratteristiche personali, quali l'empatia, l'ironia e l'umorismo "british style" molto pungente: cerco sempre di aiutare chi ha bisogno, soprattutto in base a come la persona in questione si pone nei miei confronti. Sono estremamente sensibile, ma al tempo stesso estremamente duro, passionale, schivo: sono una contraddizione. La mia professione? Occorre fare una distinzione tra quello che faccio per vivere e quello che è il mio impegno a supporto di cause sociali e solidali. La mia professione è quella di impiegato statale in una azienda partecipata dei rifiuti, un lavoro che svolgo da meno di un anno, mentre l'altra parte del mio lavoro è quello che io definisco "attivista part-time", e cioè fare divulgazione e sensibilizzazione nei confronti dei diritti delle persone con disabilità anche grazie all'attività di giornalista pubblicista regolarmente iscritto all'Ordine. Io ho due sindromi rare: la sindrome di Moebius e la sindrome di Poland che, difficilmente, si presentano insieme ma, nel mio caso, si sono manifestate entrambe, dunque una rarità nella rarità. La prima, è una sindrome che ha tantissime sfaccettature, ma la sua particolarità sta proprio nella varietà e nel modo in cui essa si presenta e si manifesta nelle persone. In me si è presentata con l'assenza dei muscoli facciali, con connessi problemi di deglutizione e di pronuncia delle parole, ma mi ritengo particolarmente fortunato in quanto questa sindrome non sia degenerativa, né totalmente invalidante. Per ridurre questi sintomi, ho effettuato nel 2018, la traslazione di uno dei due muscoli facciali, quello sinistro, sostituito con il muscolo gracile sinistro prelevato dal mio stesso corpo. Questo intervento mi ha permesso di avere una maggiore mobilità della lingua, della mandibola e della deglutizione. La seconda sindrome, invece, si contraddistingue in generale per la mancanza del muscolo pettorale, sinistro nel mio caso, e in me si è presentata anche una malformazione alla mano, una gamba più corta dell'altra e una rotoscoliosi che causa un leggero spostamento degli organi. Tuttavia, questa condizione non mi crea particolari problemi se non il fatto che mi stanchi un po' più facilmente. La diagnosi è stata effettuata poco dopo la mia nascita, nel 1982, all'Ospedale "Bambin Gesù" di Roma, alla quale sono seguiti ulteriori esami ed accertamenti per confermare tale diagnosi. Sono sempre stato consapevole di essere diverso dagli altri, ma, forse proprio per questo, ho sempre cercato di fare le cose meglio degli altri. C'è un aneddoto, che ricordo col sorriso: avevo circa 10 o 11 anni e, con i miei genitori, andammo in un hotel che metteva a disposizione delle biciclette. Alla presenza di altri ragazzi, forse più grandi di me, sentì l'esigenza di mostrare loro che, nonostante la mia disabilità, potevo anch'io andare in bicicletta e presi quella che era una bici da adulto, non esattamente adatta alla mia età. Non riuscivo a poggiare i piedi per terra per mantenere la stabilità, ma salì in sella comunque e feci un giro di fronte agli occhi di tutte le persone presenti. Fu molto divertente e fu utile per dimostrare, soprattutto a me stesso, che sarei riuscito a farlo. Fino all'adolescenza, essere portatore di malattia rara, soprattutto molto impattante nel mio specifico caso, è stato abbastanza pesante: essere guardato in maniera strana, essere additato, bullizzato e deriso non è stato piacevole. Col tempo, acquisendo consapevolezza, ho cominciato a pensare che le persone con disabilità avessero qualcosa in più rispetto alle altre: la comprensione, la capacità di capire ed empatizzare e guardare alla persona e non alla disabilità come nessun altro, almeno a livello mentale. Una svolta importante in questo senso, l'ho avuta grazie all'incontro con il gruppo di lavoro del blog ItaliAccessibile.it che, col tempo, si è trasformato in un gruppo di amici. Nel 2019 poi, fu uno dei primi allievi a frequentare il master multidisciplinare dell'Università "Tor Vergata" di Roma sul "Disability & Diversity Management" che mi permise di conoscere e approfondire le mie potenzialità, permettendomi di fare anche chiarezza su quelli che sarebbero stati i miei obiettivi di divulgazione e sensibilizzazione dei temi e dei diritti delle persone con disabilità. Le persone con disabilità si sentono sole e vulnerabili quando vedono che i posti a loro dedicati (le strisce gialle, *ndr*) sono occupati da chi non ha alcuna disabilità, quando si vedono ledere i propri diritti fondamentali, quando sono sempre costrette a dare spiegazioni sulla propria diversità, anche magari quando non se ne ha proprio voglia, quando le proprie patologie rare non vengono riconosciute. E questi sono solo alcuni esempi. Sicuramente la ricerca ha fatto passi importanti: riconoscere una malattia rara e darle un nome è già, di per sé, un grande traguardo. Ma non basta. Occorre, soprattutto, stimolare la comunità scientifica e le istituzioni, affinché si impegnino ad attenzionare anche quelle poche persone portatrici di malattie molto rare, perché è un loro diritto essere riconosciute in quanto persone aventi pari dignità. Se potessi dare un nome alle mie patologie, attribuirei alla Moebius la definizione di *"La ricerca del sorriso"* in quanto, mancando a me la possibilità di sorridere, mi piace far sorridere e far stare bene gli altri. Per quanto riguarda la Poland, invece, avendo una malformazione alla mano sinistra, le attribuirei la definizione: "*Non posso darti una mano perché, se me ne privo, non so come fare!*". Il futuro? Mi auguro di contribuire a migliorare la vita delle persone con disabilità, lanciando questa piccola goccia nell'oceano per farlo increspare, agitare e per stimolare la collettività al rispetto nei confronti di chi vive, in vario modo, la disabilità.

STORIA DI UN CUORE SOLIDALE: DEDICATA A SARA RUBATTO

Sara Rubatto, nacque nel 1978 da una famiglia di medici. È stata una nuotatrice e specialista nei 200 rana, e si allenava con Claudio Rossetto e Fulvio Albanese. All'età di 19 anni, scoprì di avere una grave e rara cardiomiopatia (fino allo scorso 2021, patologia senza un nome aggravata da un pre-diabete non dovuto allo stile di vita, presumibilmente di natura ereditaria) che, secondo quanto lei stessa affermava, *"furono anni difficili e quasi interminabili, di lotte continue con me stessa e di sogni infranti. Ma, un giorno compresi che non tutto viene per nuocere"*. Muore il 19 aprile 2022 all'età di 43 anni. La difficile parentesi di vita, dovuta alla scoperta della sua grave patologia, la fece molto riflettere facendole cambiare completamente il proprio cammino di vita. Ne uscì più forte di prima e più consapevole di quello che la vita le aveva posto davanti a sé. Decise, così, di dedicarsi al prossimo più bisognoso avendo conosciuto, in quegli anni difficili, il pensiero e la vita di Madre Teresa di Calcutta riscoperto quella Fede che credeva perduta dopo la morte del padre e la malattia: una Fede ritrovata proprio grazie alla bicicletta che le permise di viaggiare, di respirare e di emozionarsi in tutto il mondo. Alcune delle sue mete più significative furono Gerusalemme, Capo Nord e numerose volte in Africa e India. Oltre ad essere stata una nuotatrice di livello assoluto, intraprese la carriera lavorativa come naturopata, nutrizionista, masso fisioterapista. Fondò l'associazione "**Più Sport Più Emozioni**", della quale fu presidentessa e con la quale ebbe modo di organizzare il "Giro d'Italia di Triathlon solidale" insieme ad un gruppo di persone disabili e non. Fu, come già detto, una promettente nuotatrice con una carriera agonistica in ascesa e, dopo la diagnosi, intraprese numerosi viaggi in solitaria attraversando, con i suoi 5080 chilometri, anche i percorsi Lourdes, Santiago, Fatima, tradizionali mete di pellegrinaggio, e la Torino-Gerusalemme, 6602 chilometri di silenzio e il deserto del Sinai e ancora Torino-Capo Nord e ritorno. 48 giorni e 8.000 chilometri. Nel 2018 pubblicò il libro *Non ancora. Il mio ritorno alla vita* (Armando Editore), storia autobiografica di una esperienza pre-morte di Sara, vissuta a seguito di un grave infarto che la stessa ebbe a 35 anni, attraverso la quale volle trasmettere il messaggio che nulla è impossibile. Una storia di tante strade differenti tenute insieme da un filo invisibile, la voglia di vivere, che unisce tutti gli individui. Racconta anche di una malattia capace di annullare il senso della vita, i sogni e le passioni, ma anche di lotte infinite con la vita stessa per provare a rimettersi in gioco. Ogni capitolo è un battito di vita passato ma ancora presente, che l'autrice vuole condividere con il lettore. In una lunga intervista a cura di Gianluca Iandolo sul blog ItaliAccessibile.it datata 14 marzo 2021, Sara ebbe modo di raccontarsi e di parlare del proprio percorso di vita: *"Con l'Associazione Più Sport Più Emozioni vogliamo portare un modello di allenamento solidale nelle tre discipline del triathlon (nuoto, bici, corsa) in cui l'atleta, nella fase di defaticamento, si allena insieme ad altre persone con disabilità. Chi vuole entrare a far parte della nostra associazione non deve risparmiarsi in termini emotivi ed avere una forma mentis aperta nei confronti della persona con disabilità, che noi abbiamo chiamato "motivatore sportivo dell'atleta" perché è quella persona che motiva e stimola l'atleta a proseguire l'allenamento: un vero e proprio doping emotivo. Noi vogliamo essere copiati in questa modalità di allenamento in quanto motore di promozione di buone pratiche per il benessere e la salute: vorremmo che l'Italia si svegliasse e che si sensibilizzasse verso forme di allenamento solidali. Non vogliamo che i "motivatori" si sentano persone disabili, ma ciascuno di loro sarà il nostro respiro e noi saremo il loro, vogliamo che la persona senta il proprio valore nel lavoro di squadra. I colori della nostra Associazione sono il blu ed il giallo (che, oggi, ricordano i colori della bandiera ucraina, ndr) rappresentano il tramonto e la superficie del mare che si intersecano nel momento in cui si conclude una giornata sportiva. Sono sempre andata in bici in quanto, quest'ultima, mi ha sempre aiutata a gestire meglio i miei problemi di salute, fino a 6 anni fa (2015) quando ebbi un infarto acuto che fermò la mia vita. Con il nostro modello solidale, vorremmo togliere dalla mente delle persone quella fastidiosa etichetta di "diverso" che spesso viene attribuita alle persone con disabilità: ci crediamo ed è quello che faremo con il nostro Giro d'Italia solidale. La vita ci fa cadere, ma ciascuno di noi ha dentro di sé tutte le forze e le capacità per potersi rialzare. Io sono caduta forse 5 o 6 volte, anche pesantemente, ma è anche grazie ad esse che sono la persona che sono oggi (non ho più fatto sport agonistico, non potevo più guidare a causa di tachicardie ventricolari, per due anni dopo l'infarto non riuscivo neanche a camminare). Ho iniziato a cambiare il mio stile di vita sotto tutti i punti di vista e piano piano il quadro generale si è stabilizzato permettendomi di fare viaggi intorno al mondo per ritrovare la Fede perduta e me stessa, anche in condizioni climatiche proibitive. Mi ritengo, ad oggi, fortunata di essere qui e di poter aiutare chi ha bisogno come segno di riconoscenza nei confronti di chi ha sostenuto me nel momento più difficile. Ci piacerebbe far conoscere questo progetto in ambito ospedaliero, quindi promuovere lo sport come vero e proprio motore di salute e benessere e avremmo anche l'obiettivo ambizioso di poter esportare questo modello anche a livello europeo".* Il cuore di Sara ha smesso troppo presto di battere, ma il suo messaggio proseguirà su altre gambe e batterà in altre cuori. Ciao Sara.

DOTT. EZIO MARIA NICODEMI

Mi chiamo Ezio Maria Nicodemi, sono laureato in Medicina e Chirurgia. Ho avuto la fortuna di nascere da una famiglia di medici. Mio padre è stato primario di radiologia ed oncologia ed ho un trisavolo (1550) che è stato anche lui un medico di Tivoli (piccolo paese vicino Roma). Mio padre mi ha sempre detto che "*prima di essere specialisti, bisogna essere medici*", quindi ho conseguito la laurea in medicina ed una specializzazione in chirurgia plastica ricostruttiva che si interessa di patologie traumatiche (considerata una specializzazione "dei territori di guerra"). In questo periodo storico molto triste, in cui si sta combattendo la guerra in Ucraina, il chirurgo plastico è uno specialista fondamentale perché va ad intervenire nelle lesioni superficiali dei tessuti molli, per gli esiti da ustione, per perforazione di proiettili o per impiantare o reinnestare parti di arti o di mani. Oltre alla parte dei traumi, la chirurgia plastica prevede anche una parte oncologica che riguarda, come dice la parola stessa, i tumori ed un'altra parte relativa alle malformazioni (molto affascinante), in particolare quelle generate sin dalla nascita per delle alterazioni organogeniche per cui gli organi non si sviluppano nella maniera corretta a causa di alterazioni esterne che ne modificano la crescita. Il chirurgo plastico interviene nelle classiche schisi, tagli che sono presenti nel viso e che vanno a costituire i classici "labbri leporini", alterazioni di deformazione del naso oppure le "dita incollate" (sindattilìe), persone che presentano focomelìa, amelìa (alterazioni degli arti o del corpo stesso). Nell'ambito delle malformazioni, c'è il capitolo relativo alle malattie rare. Io, nella mia formazione, ho deciso di fare qualcosa che avesse questi tre tipi di obiettivi (lesioni, tumori, alterazioni organogeniche), iniziando i primi due anni di formazione all'interno di una struttura ospedaliera specializzata in ustioni. Successivamente sono andato in un reparto dove c'erano gli esiti da ustione (post-operatorio – cicatrici ritraenti e deturpanti nel viso e nel corpo). Dopo queste prime esperienze nell'ambito del trauma, mi sono dedicato alla chirurgia malformativa che mi ha condotto in Brasile, oltre che in Italia. In Italia le patologie inerenti alle malformazioni della schisi erano più che altro allocate in reparti di chirurgia plastica pediatrica, per cui in Italia l'applicazione sarebbe stata esclusivamente nell'ambito dell'ospedale Bambin Gesù e, francamente, si trattava di mettere in atto una preparazione diversa rispetto alla mia. Decisi, allora, di abbandonare il campo malformativo, andai in Brasile per un anno e mezzo per confrontarmi con i migliori chirurghi plastici del mondo e conobbi il famosissimo prof.

Ivo Hélcio Jardim de Campos Pitanguy, professionista ormai scomparso da anni, ma luminare in questo tipo di ambito medico, che mi diede importanti consigli sia da un punto di vista chirurgico che di vita. Egli sosteneva che un vero chirurgo plastico che, ad esempio, avrebbe voluto dedicarsi all'estetica, avrebbe dovuto avere una grossissima esperienza nel campo ricostruttivo, per cui mi venne in mente di cercare di fare della chirurgia estetica uno strumento quanto più possibile in grado di ottenere il risultato fisico (inteso come effetto estetico) che la persona avrebbe voluto raggiungere. Al mio rientro in Italia, l'IDI (Istituto Dermopatico dell'Immacolata) di Roma mi chiese una collaborazione. Ai tempi, era un istituto di ricovero scientifico da poco tempo e aveva la prerogativa di interessarsi della parte oncologica (tumori cutanei), di fatti l'ultimo tassello che mi mancava. Si era da poco creato un reparto dedicato alle malformazioni vascolari che erano considerate delle situazioni inoperabili fino al 1995, per cui, i pazienti con tali situazioni erano costretti a fare dei "viaggi della speranza" all'estero per potersi curare. Per evitare ciò, il responsabile del reparto decise di evitare queste soluzioni "esterofile" e decise di curare in loco queste malformazioni. Nacque, quindi, il primo centro multidisciplinare dove io ero l'unico chirurgo plastico che, insieme ad una task force di professionisti radiologi, dermatologi e chirurghi vascolari. Fu un'esperienza tosta perché assaporai per la prima volta l'ambito delle malformazioni dovute a patologie rare in un periodo in cui non c'era né la conoscenza di tali patologie anche da parte degli specialisti, né la sensibilità nell'approccio col paziente che c'è oggi. Istituimmo, quindi, un primo centro italiano dedicato alle anomalie vascolari, poi dedicato alle malattie rare di natura vascolare, e in quel contesto incontrai l'attuale presidente dell'Associazione Nazionale Malattie Rare Dermatologiche Vascolari ODV, Nicola Antonelli, affetto da una complessa comorbidità di patologie rare. Diventa, dunque, importante per un medico avere conoscenze ed attitudini adeguate per affrontare questo tipo di patologie, in quanto diverse sono le criticità nell'approccio a questo tipo di pazienti: in primo luogo, la difficoltà nello stabilire una diagnosi, la sintomatologia ed i relativi effetti di quello specifico tipo di patologia e, inoltre, le aspettative del paziente nei confronti delle eventuali cure. Per la prima volta, quindi, il paziente è totalmente al centro della prospettiva di cura, mentre il medico occupa una posizione "a latere" in ascolto delle esigenze del paziente. In questo contesto, quindi, risulta importante essere consapevoli che una patologia rara, di base, non può essere estirpata, eliminata del tutto perché, molto spesso, essa nasce da un deficit di natura enzimatica e da un sistema talmente complesso di dinamiche di difficile catalogazione persino per gli specialisti di genetica e di biologia molecolare. Obiettivo principale, in ogni caso, del medico è quello di migliorare al massimo la qualità della vita del paziente, in linea con quello che sono, come dicevamo, le richieste e le aspettative del paziente. A volte, proprio per tali dinamiche complesse, alcuni colleghi sono "fuggiti" o hanno preferito non affrontare tali dinamiche per varie motivazioni. Personalmente, per grande spirito di sacrificio, ma soprattutto per la mia grandissima curiosità, ho sempre cercato di risolvere al massimo qualsiasi tipo di problema e ho sempre aspirato alle soluzioni pur consapevole che avrei potuto anche fallire. Il tutto rispettando sempre il paziente e le sue esigenze e il naturale corso della natura. Una cura del paziente a 360° tenendo conto del fatto che, il paziente affetto da malattia rara ha tutti quei parametri che, in una situazione di normalità, sono generalmente ed indirettamente fissi e presenti totalmente sconvolti. Tra questi, una cicatrizzazione alterata, maggiore tendenza alle infezioni post-operatorie e, dunque, questo rappresenta una complessità nella complessità. Altra complessità è quella relativa ad alcuni tipi di farmaci che, molto spesso, non possono essere utilizzati in quanto non approvati dagli enti preposti (come ad esempio dall'AIFA) e quindi siamo, noi stessi medici, costretti a prenderci la responsabilità di utilizzarli in maniera compassionevole, così come rappresenta un'altra complessità la capacità per un chirurgo, utilizzare strumenti ed attrezzature, quali bisturi e laser altamente tecnologici, in maniera adeguata. Risulta, quindi, davvero impervio per i malati rari seguire il cosiddetto PDTA (Percorso Diagnostico Terapeutico e Assistenziale) ed è qui che sta la nostra sfida futura: unire più competenze e sensibilità per consentire questa osmosi tra professionisti nel più totale interesse del paziente e del suo benessere, sia fisico che sociale.

DOTT. BIAGIO DIDONA

Mi chiamo Biagio Didona, sono nato a Roma il 10/11/1950. Mi sono laureato nel 1975 e specializzato in Dermatologia (1978) e in Allergologia e immunologia clinica (1986) presso l'Università la Sapienza di Roma. Ho iniziato a lavorare all'IDI (Istituto Dermopatico dell'Immacolata) nel 1979, fino al 2019, ricoprendo la figura di primario per ben dodici anni. Sono stato Dirigente di II livello dal 2000 al 2015. Ho sempre amato la dermatologia, vinsi un concorso all'Istituto Dermopatico dell'Immacolata e iniziai a lavorare lì ed ebbi la possibilità di conoscere anche il prof. Rino

Cavalieri (frate dermatologo e genetista, per molti anni primario dell'IDI). L'Istituto si è sempre occupato di malattie rare, anche grazie al lavoro del professor Cavalieri che, da genetista, ebbe modo di trattare malattie poco o per nulla conosciute, ma poi io ebbi modo di approfondirle in maniera autonoma e me ne appassionai, soprattutto a quelle genetiche ed immunologiche. Fino a non molto tempo fa, gli studi clinici sulle malattie rare e le relative terapie erano davvero limitati, oggi lo sono meno anche se, gli studi attualmente in corso, si basano fondamentalmente sull'analisi dei meccanismi patogenetici che conducano poi alla formulazione di un'adeguata terapia. Negli ultimi anni ci sono stati risvolti molto importanti, almeno per quello che riguarda le patologie genetiche, con buoni risultati anche in termini di formulazione delle terapie (innovazioni terapeutiche e farmaci di nuova generazione con ridotti o nulli effetti collaterali e ben tollerati dai pazienti con patologie quali lupus, patologie autoimmuni, ad esempio), mentre per quanto concerne le malattie della pelle le possibilità terapeutiche, ad oggi, sono inferiori. C'è ancora molto da lavorare. Ci sono prospettive di approccio farmaceutico nuove, ma ad oggi sono poche le alternative per quanto riguarda le malattie rare, come ad esempio le terapie geniche effettuate su piccoli campioni, ma è davvero troppo presto per dire che ci sono risultati considerati buoni. Approcciare ad un paziente con malattia rara, rispetto ad uno con una patologia più conosciuta, cambia proprio perché, nel primo caso, non abbiamo molto spesso una diagnosi definitiva: il paziente deve consultare tantissimi medici, magari con pareri molto diversi tra loro, e passare da una struttura all'altra prima di avere una diagnosi a causa della mancanza di studi e conoscenza relativi a quel tipo di malattia rara. Inoltre, in ambito terapeutico, si aggiunge una ulteriore difficoltà, che è quella relativa ai farmaci: molto spesso è necessario attendere il lungo percorso (circa 7/8 anni) di approvazione di un farmaco dalla fase di sperimentazione (fase 1) a quella di distribuzione dello stesso (fase 4). Attualmente, tutte le terapie messe in campo per cura delle malattie rare sono in una fase sperimentale, quindi non è possibile fare previsioni specifiche. Infatti, anche la tecnologia dell'mRna (utilizzata per la formulazione dei vaccini contro il Covid-19) potrebbe rappresentare un'opportunità di approccio terapeutico in futuro.

LA MADRINA DELL'ASSOCIAZIONE: GIADA BORGATO

Perché ho voluto sostenere l'Associazione Nazionale Malattie Rare Dermatologiche Vascolari? Perché grazie al presidente, Nicola Antonelli, ho avuto l'opportunità di conoscere ed ascoltare, in silenzio e con rispetto, le storie di alcune persone affette da malattie rare e quello che è emerso dai loro racconti è una cosa brutta: la solitudine. Non è concepibile, in quanto queste persone, il più delle volte, lottano da sole contro delle patologie che vengono considerate invisibili. L'Associazione serve proprio a questo scopo: rendere visibili (al mondo medico e non solo, ndr) queste persone, perché esse non sono fantasmi, ma individui in carne ed ossa. Io, fortunatamente, sono nata sana, ma nonostante ciò non esiste alcuna differenza tra me ed una persona con malattia rara, ovviamente. Nel mio mondo, il ciclismo, esistono le categorie per suddividere gli atleti, ma non esistono atleti di serie A o di serie B. Di fronte alla vita, dobbiamo essere tutti uguali, così come deve essere uguale per tutti il diritto alla salute. Nel caso di coloro i quali sono affetti da malattie rare, la sfida sta nell'ottenere una diagnosi tempestiva per disporre poi di una prognosi e, quindi, di una terapia adeguata. Non è semplice, ed è proprio per questo che l'Associazione vuole non solo tutelare i diritti di chi è affetto da questo tipo di patologie, ma anche dare impulso alla ricerca attraverso le strutture sanitarie e le altre associazioni. La ricerca è lo strumento più forte di cui disponiamo ed è per questo che bisogna sensibilizzare tutta la collettività in merito a questo tema. Ho anche compreso quanto la burocrazia sia un ostacolo a volte insormontabile: esenzioni e benefici fiscali devono essere assicurati, perché non è possibile che una persona con questo tipo di patologia si possa sobbarcare di tutte le spese relative alla cura, a volte anche molto costose, nonché tutte le sue necessità e bisogni da sola o con il solo sostegno della propria famiglia: diventa un peso troppo difficile da portare.

L'Associazione si propone, in questo senso, di rendere la vita di queste persone più semplice e fluida, vuole dare un aiuto concreto. È importante sensibilizzare la gente perché, chi come me, ha la fortuna di nascere sano, deve conoscere queste realtà anche se non lo riguarda in prima persona o, comunque, da vicino. La realtà è che in Italia, in Europa e nel mondo, ci sono milioni di persone affette da malattie rare e hanno bisogno di un aiuto concreto: è necessario l'impegno di tutti, perché l'unione fa la forza. Nel mio piccolo cercherò sempre di far conoscere queste realtà e, maggiore sarà la diffusione di questo tema, maggiore sarà l'attenzione posta in esso. In questo modo il futuro sarà più limpido e chiaro per tutti quanti, nella consapevolezza che la salute sia un diritto sacrosanto e garantito per ogni individuo in questo mondo.

BIOGRAFIE AUTORI

GIANLUCA IANDOLO

Nasce a Benevento l'11 dicembre 1982, attivista, social content creator e giornalista pubblicista con disabilità, si laurea alla Facoltà di Giurisprudenza dell'Università "Giustino Fortunato" della città sannita nel 2018 e nel 2020 consegue il master di I Livello in "Disability & Diversity Management" presso l'Università "Tor Vergata" di Roma. Sviluppa una coscienza sociale per la difesa dei diritti delle persone con disabilità fin da subito, ma è dal 2014 che sente particolarmente la necessità di prendere parte attiva a tale movimento socio-culturale attraverso l'organizzazione di eventi accessibili volti alla sensibilizzazione delle tematiche riguardanti la disabilità, le sue caratteristiche e la tutela dei diritti delle persone disabili nella società odierna. Comprende l'importanza della tutela e della difesa dei diritti delle persone affette da malattie rare anche grazie all'incontro, nel 2020, del presidente dell'Associazione Nazionale Malattie Rare Dermatologiche Vascolari ODV, Nicola Antonelli, con il quale collabora a stretto contatto acquisendo, più di recente, la carica di vicepresidente della medesima associazione.

SABRINA LONGI
Nasce a Palermo il 7 agosto 1982, dopo il percorso di studi alla Facoltà di Lettere e Filosofia dell'Università degli Studi di Palermo, nel 2007 si laurea in Lingue

Moderne per il Web e svolge diversi lavori nell'ambito della comunicazione. Nel 2018, fu conquistata dagli atleti impegnati nelle gare dei Campionati Assoluti Estivi di Nuoto paralimpico FINP (Federazione Italiana Nuoto Paralimpico) che si svolsero presso la Piscina Comunale di Palermo. La loro vitalità, l'entusiasmo e la tenacia la conquistarono e decise che quello sarebbe stato il suo lavoro. Nel febbraio 2021 si iscrive presso la sede regionale siciliana dell'Ordine dei Giornalisti e oggi è addetto stampa della delegazione regionale della Sicilia della FISDIR (Federazione Italiana Sport Paralimpici degli Intellettivo Relazionali) e dell'Associazione Nazionale Malattie Rare Dermatologiche Vascolari ODV e dedica anima e corpo a raccontare sia lo sport paralimpico che la disabilità in tante sue sfumature.

Collabora con la redazione del blog settoriale ItaliAccessibile.it, con la testata nazionale Blasting News, è social media manager e content creator per le pagine Facebook "Gli appassionati di sport paralimpici" e "DiversHabilità" e svolge la professione giornalistica come freelance. È, inoltre, attivista e portavoce per i diritti delle persone con disabilità.

RINGRAZIAMENTI

Si ringraziano tutte le persone che hanno partecipato attivamente alla realizzazione di questo progetto editoriale di divulgazione e anche tutte quelle che lo leggeranno. Perché ciascuno di noi è raro e, per questo, non può e non deve essere invisibile.

Copyright: Gianluca Iandolo e Sabrina Longi
Copertina: opera ad acquerello di Daniela Tiezzi
Website: https://mrdv.org/
IBAN: IT61S0538715000000003301212
BIC (SWIFT): BPMOIT22XXX

www.ingramcontent.com/pod-product-compliance
Lightning Source LLC
Chambersburg PA
CBHW052359220526
45465CB00003BB/1167